AF475366

Dr Félix POIRIER

Ancien Externe des Hôpitaux.

Traitement du Lichen chronique simplex par l'huile de cade

LYON. — IMP. A. REY

TRAITEMENT

DU

LICHEN CHRONIQUE SIMPLEX

PAR

L'HUILE DE CADE

PAR

Le Dr Félix POIRIER

Ancien Externe des Hôpitaux.

LYON

A. REY & Cie, IMPRIMEURS-ÉDITEURS DE L'UNIVERSITÉ

4, RUE GENTIL, 4

1903

A MES PARENTS

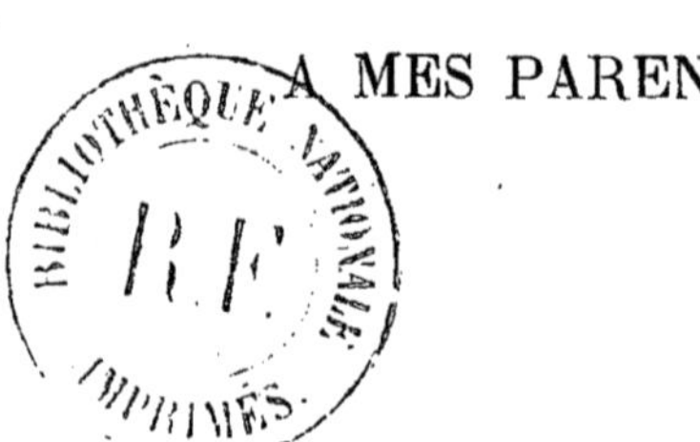

A MES AMIS

A mon Président de Thèse

MONSIEUR LE PROFESSEUR SOULIER

Professeur de Thérapeutique à la Faculté de Médecine,
Médecin honoraire des Hôpitaux,
Membre correspondant de l'Académie de Médecine.

Nous sommes heureux de rappeler, suivant l'usage, les noms des maîtres qui nous sont chers et dont nous avons suivi l'enseignement pendant notre séjour à Lyon.

A nos maîtres de l'externat, M. le professeur Gayet, M. le Dr Albertin, chirurgien des Hôpitaux ; M. le Dr Commandeur, accoucheur des Hôpitaux, nous adressons l'assurance de notre gratitude.

Que M. le Dr Bérard, chirurgien des hôpitaux, dans le service duquel nous avons fait un séjour, reçoive ici l'expression de notre respectueuse reconnaissance en souvenir de ses conseils éclairés, de ses saines leçons et de l'intérêt qu'il n'a jamais cessé de manifester à notre égard.

Nous n'oublierons jamais nos maîtres de médecine, MM. les professeurs Lépine et Bondet, qui ont fait notre éducation médicale.

Nous tenons à remercier M. le professeur Soulier, qui a bien voulu nous faire l'honneur d'accepter la présidence de notre thèse, et M. le professeur Florence, qui s'est intéressé à notre travail et nous a fait communiqué les résultats scientifiques de ses analyses.

M. le Dr Carle, ancien chef de clinique à l'Antiquaille, nous a inspiré cette modeste étude. Il nous manifesta à maintes reprises des marques de bienveillance ; qu'il reçoive ici l'hommage de notre profonde reconnaissance.

INTRODUCTION

Durant notre stage à la clinique de l'Antiquaille, nous avons eu l'occasion de voir plusieurs cas de lichen de cette variété que les auteurs appellent *chronicus simplex.*

Dans ses conférences, M. le Dr Carle, chef de clinique, nous vantait les bons effets de l'huile de Cade dans le traitement de cette affection. Nous avons pu nous convaincre, par la suite, des heureux résultats obtenus par l'emploi de ce médicament moins employé qu'autrefois. Ce n'est donc pas un nouveau remède que nous voulons lancer. D'ailleurs, dans la thérapeutique, ceux-ci sont déjà légion et ce serait un très mauvais service à rendre aux praticiens que d'en proposer un nouveau.

Nous voulons seulement affirmer dans ce travail l'excellence de l'huile de Cade, systématiquement appliquée d'une certaine façon dans la série des lichens et tout spécialement des lichens prurigineux, circonscrits et chroniques, désignés par M. Brocq et son école sous le nom de névrodermite circonscrite.

Voici le plan que nous avons adopté :

Le premier chapitre sera consacré à l'historique du lichen chronique simplex et à son étude.

Dans le deuxième chapitre, nous parlerons du traitement :

a) Des divers modes de traitement ;

b) De l'huile de Cade :

1° Propriétés physiques et chimiques ;

2° Etude pharmacologique et thérapeutique ;

3° Indications. Mode d'emploi.

Dans un dernier chapitre, nous publierons les observations que M. le Dr Carle a eu l'obligeance de nous fournir et nous exposerons nos conclusions.

TRAITEMENT

DU

LICHEN CHRONIQUE SIMPLEX

PAR

L'HUILE DE CADE

CHAPITRE PREMIER

DU LICHEN CHRONICUS SIMPLEX
HISTORIQUE. — DISCUSSION

On désignait anciennement sous le nom de lichen des maladies de la peau assez mal déterminées, ayant pour caractère principal de rendre la peau sèche et rugueuse, de manière à la faire ressembler aux lichens qui recouvrent l'écorce de certains arbres.

Robert Willian, en 1808, définit le lichen « une éruption intensive de papules affectant les adultes, reliée à un désordre interne, se terminant d'ordinaire par des croûtes récurrentes, non contagieuses ».

C'est sous le nom de prurigo qu'il a décrit l'affection correspondant à la névrodermite circonscrite.

Plus tard, Roger, dans son *Traité théorique et pratique des maladies de la peau,* divise les lichens en quatre catégories, parmi lesquelles il range le lichen simplex, le lichen circonscrit.

Cazenave a traité surtout de la pathogénie du lichen simplex circonscrit et, pour parler de cette affection, il a les termes les plus heureux. Ses nombreux élèves ont repris et synthétisé ses idées. Après lui, Devergie, Gibert s'efforcent de donner une description aussi exacte que possible des diverses variétés de lichen.

Avec Bazin, la question du lichen fait un pas de plus. « Le lichen coexiste souvent avec d'autres dermatoses... Il peut se transformer en une autre affection ou bien il sert lui-même de terminaison à une autre affection différente de forme et de modalité pathogénique (1). »

Hardy donne une description admirable des faits connus sous les noms de lichen et prurit. Malheureusement, il n'en fait pas une affection distincte de l'eczéma.

« Je crois légitime l'opinion qui considère le lichen comme n'étant qu'une forme ou une variété d'eczéma (2). » Et cette opinion, qui est la sienne, est aussi celle de Wilson, d'Hebra et de toute son école. Dès lors, le lichen a cessé d'exister en tant qu'affection distincte, ce n'est plus qu'une variété d'eczéma.

Il revient à Vidal d'avoir restauré l'ancien lichen et de lui avoir rendu la place qu'il occupait dans le cadre des affections de la peau.

De nos jours, MM. Brocq et Jacquet, épousant les idées de leur maître, ont tracé définitivement les limites de cette variété de lichen en en donnant une description des plus complètes.

Sous les noms de névrodermite circonscrite, de lichen

(1) Article Lichen, *Dictionnaire encyclopédique des sciences médicales*, 1869.

(2) Hardy, *Traité pratique des maladies de peau.*

chronicus simplex, de prurigo diathésique, il faut entendre « un processus général qui se développe dans le cours d'une dermatose quelconque ou sans dermatose antérieure aux points soumis à d'incessants traumatismes chez des individus prédisposés » (1).

DESCRIPTION. — I. *Au début :* Deux symptômes caractérisent la névrodermite circonscrite : 1° le prurit ; 2° des modifications du côté de la peau.

Le prurit est le symptôme initial et capital. Il apparaît à tous moments de la journée et s'exaspère pendant la nuit au point de causer souvent l'insomnie. Il est intermittent, c'est une envie irrésistible de se gratter.

Sous l'influence des grattages répétés, mais à ce moment-là seulement, la peau change de couleur, devient foncée, prend un aspect finement grenu et chagriné. En l'examinant sous diverses incidences, on peut déjà voir de petites papules qui apparaissent brillantes, aplaties, mal délimitées. Ces lésions s'accentuent, la peau devient rouge bistre, les plis sont marqués et les téguments deviennent rugueux.

Période d'état : A une période plus avancée, l'aspect de la névrodermite circonscrite est celui d'une plaque irrégulière, ovalaire. Ses sièges de prédilection sont : à la nuque, à la face interne des cuisses, au scrotum, à la ceinture, d'une façon générale sur tous les points soumis à des contacts irritants. On peut lui considérer trois zones :

a) Une zone externe qui lui forme comme une mince

(1) *Traité de dermatologie*, article LICHEN, t. III.

colerette, dont la coloration bistre va en s'accentuant à mesure qu'on se rapproche du centre de la plaque, parcourue par de fins sillons se croisant sous divers angles. Le derme est ordinairement peu épaissi.

b) Une zone moyenne « essentiellement caractérisée par la présence d'un élément qui ressemble souvent à la papule du lichen plan. C'est une saillie irrégulière de forme et de contour d'ordinaire, àssez mal limitée, ce qui la distingue de la papule du lichen plan. Son volume varie de celui d'une tête d'épingle ou d'un grain de millet à celui d'une petite lentille » (Brocq et Jacquet).

Le sommet de cette papule, ordinairement aplati, présente une coloration blanchâtre parfois nacrée. Son contour est mal délimité, les papules ordinairement semées çà et là sans ordre deviennent de plus en plus serrées et nombreuses à mesure qu'on se rapproche de la zone centrale.

c) La troisième zone revêt la forme d'un ovale allongé. Ses bords sont mal délimités, se confondant insensiblement avec les limites de la zone précédente, sans qu'on puisse dire exactement où elle commence. Sa coloration est d'autant plus pigmentée que la plaque est plus ancienne. Les téguments sont épaissis et infiltrés, ce que l'on peut constater à la vue et au toucher. Les sillons qui, nous avons vu, parcouraient la zone externe se rencontrent ici avec la même disposition. La surface de cette zone, ordinairement recouverte de squames blanches quand elle est sèche, présente un aspect uni lorsqu'elle est soumise à des transpirations abondantes.

MARCHE. DURÉE. TERMINAISON. — Rien n'est

plus variable que le mode d'évolution d'une plaque de névrodermite circonscrite. Sa durée peut aller de quelques mois à plusieurs années. Elle peut disparaître et récidiver, apparaître dans d'autres régions, etc.

Lorsque la guérison doit survenir, le prurit devient de moins en moins intense, les téguments s'affaissent peu à peu et de tous les signes objectifs qui constituaient la plaque de névrodermite, à peine reste-t-il un peu de coloration des téguments.

Telle est la marche d'une plaque de névrodermite circonscrite. Bien entendu, il y a des variétés suivant qu'elle est primitive ou qu'elle vient compliquer une autre dermatose. C'est dans ces cas que le diagnostic peut être hésitant.

ÉTIOLOGIE ET PATHOGÉNIE. — Le lichen chronique simplex est une maladie de l'âge adulte, plus fréquente chez la femme que chez l'homme. La raison de cette particularité doit en être recherchée dans le nervosisme du sujet. En effet, la plupart des malades sont des sujets émotifs, irritables, ayant des tendances à l'hypocondrie. Certains ont de véritables névroses, telles que chorée, hystérie ou hystéro-épilepsie. Très souvent on note dans leurs antécédents l'alcoolisme, l'arthritisme et le nervosisme. C'est même en se fondant sur la constance de ces faits que MM. Brocq et Jacquet ont donné à cette affection le nom de névrodermite. On a incriminé différentes causes déterminantes, telles que : émotions, chagrins, soucis, intoxications diverses ; mais toutes ces causes n'agissent véritablement que sur des sujets prédisposés.

CHAPITRE II

TRAITEMENT

I. TRAITEMENT CLASSIQUE DES NÉVRODERMITES. CHR. CIRCONSCRITES

Le traitement des névrodermites s'adresse à la fois à l'état général et à l'état local. La thérapeutique générale comprend des moyens bien différents ; les uns s'adressent au terrain qui est ici le nervosisme ou l'arthritisme, les autres ont pour but d'éviter les diverses causes qui peuvent faire éclore chez un individu prédisposé une névrodermite. Cette thérapeutique générale peut se résumer ainsi :

1° Eviter tout ce qui peut exciter le système nerveux en instituant un régime alimentaire bien déterminé et une hygiène bien conduite ;

2° Calmer l'excitabilité du système nerveux par les moyens appropriés :

Electricité,
Douches calmantes,
Agents médicamenteux,
Valériane,
Bromures,
Antipyrine, etc.
Arsenic, etc.;

3° Traitement hydrothérapique : Néris, Plombières, Luxeuil, Bagnières-de-Bigorre, etc.

Mais le traitement général à lui seul ne suffit pas, il faut lui adjoindre un traitement local qui s'adressera aux complications et au prurit. Calmer le prurit, c'est prévenir l'éruption. Ici encore, on n'a que l'embarras du choix et l'abondance des procédés qui ont été décrits montre bien souvent leur peu d'efficacité. Aussi nous bornerons-nous à citer les principaux.

Deux cas se présentent :

1° La surface est irritée, enflammée. Il est indiqué de n'instituer de traitement qu'après la disparition de ces phénomènes. On aura recours aux moyens ordinaires :

Enveloppements humides ;

Cataplasmes de fécule de pomme de terre.

2° La névrodermite n'est pas compliquée, on s'adressera aux divers agents.

MM. Jacquet et Leredde ont préconisé les scarrifications quadrillées.

Le plus souvent, on a recours aux applications ; les divers topiques employés sont :

1° L'eau chaude que l'on applique sur les téguments au moyen d'un tampon d'ouate, aussi longtemps que le malade peut la supporter ;

2° Des solutions antiseptiques :

Sublimé, 1/1000.
Acide phénique, etc.
Nitrate d'argent, à 1/50.
— — à 1/10.
Bleu de méthylène, à 1/1000.
— — à 1/250.

3° M. Audry aurait eu de bons résultats de l'emploi du chlorure de méthyle ;

4° De nos jours, on a donné la préférence aux emplâtres.

1° Emplâtre de Vidal ;

2° Emplâtre à la résorcine, 1/20.

— à l'ichtyol.

— à l'oxyde de zinc.

— à l'huile de Cade.

— au goudron.

— à la résorcine.

Si ces topiques restent inertes, on peut employer avec précaution les diverses pommades, mercurielles, à base de calomel, ou d'oxyde jaune d'hydrargyre, les oléates de mercure au 1/20 ou 1/10, les préparations d'huile de Cade, de goudron, de résorcine, de naphtol, d'ichtyol, d'acide pyrogallique, d'acide chrysophanique, le mélange de Lailler, composé de parties égales de savon noir, d'huile de Cade et de soufre. »

Ainsi s'exprime M. Brocq dans l'étude si complète et si claire qu'il a consacrée aux névrodermites dans la *Pratique dermatologique.* L'impression qui ressort de cette longue énumération, celle qui domine d'ailleurs toute la partie thérapeutique de cet article est évidemment un certain découragement. De multiples remèdes impliquent généralement une affection bien ennuyeuse et bien longue, ou bien une thérapeutique bien illusoire. De par son prurit et sa tenacité, la névrodermite possède ces deux propriétés, et la longue énumération des remèdes signifie surtout que le médecin est souvent obligé de changer de médication devant les réclamations d'un malade impatient et non amélioré.

Il nous semble que l'huile de Cade mérite mieux qu'une modeste place dans cette longue liste. Et c'est parce qu'en diverses occasions, elle nous a donné des résultats véritablement surprenants que nous avons voulu réunir ces cas et plaider sa cause.

II. DE L'HUILE DE CADE

L'huile de Cade, connue autrefois sous le nom d'huile pyrogénée de bois d'oxycèdre, est produite par la combustion imparfaite du bois de genièvre oxycèdre. Cet arbuste croît dans le Midi de la France, aux environs d'Alais, de Nîmes, dans les Vosges, le Levant, au Canada, etc... Pour la préparer, voici le procédé employé par les paysans du Midi :

« Ils prennent les troncs, les grosses branches, les racines des vieux genevriers, et après en avoir détaché l'aubier pour ne conserver que les parties rougeâtres du centre, ils coupent ce bois en morceaux de 20 à 30 centimètres carrés et les mettent dans un vase où la distillation se fait *per descensum*. C'est une vieille marmite de fonte hors de service, percée d'un trou sur un des côtés. Quand elle est complètement remplie, on la couvre avec une pierre plate qu'on lute avec l'argile et on allume du feu autour. 50 kilogrammes de bois donnent environ 15 kilogrammes d'huile de Cade. » (Bouchardat.)

PROPRIETÉS PHYSIQUES ET CHIMIQUES. — L'huile de Cade est officinale dans toutes les pharmacopées (Austr., Belg., Dan., Fenn., Gall., Germ., I, Grœc., Helv., Hisp., Hung., Norveg., Russ., Suec.

ETYM. *Oleum juniperi empyreumaticum. Aceite de enebro,* Miera Hisp. *Huile de Cade* (codex). *Oleu de Cadinu,* Rom. *Oleum cadinum,* Austra., Grœc. Helv. Hung. *Pyroleum juniperi,* Dan., *P. Oxycedri,* Fenn., Norv., Suec.

Sous ce nom, on vend dans le commerce trois produits principaux : 1° l'huile de Cade vraie qui se prépare dans le Midi de la France par combustion du bois et des racines du *Juniperus oxycedrus L.* dont elle représente le goudron ;

2° L'huile fausse, qui n'est pas autre chose que la partie la plus liquide du goudron obtenu dans les mêmes conditions par combustion des bois des autres conifères : *pinus maritima, pinus sylvestris, abies excelsa, pinus pinaster*, etc.;

3° Enfin l'huile de goudron, huile de Cade vétérinaire, aussi appelée huile de pierre noire. Ce dernier produit généralement alcalin, d'une teinte bistrée quand on l'observe en couche mince entre deux lames de verre et d'une odeur particulière (usine à gaz), ne peut être confondu avec les deux précédents.

Voici les caractères que doit présenter l'huile de Cade vraie, telle qu'elle est employée à l'Antiquaille.

Elle est épaisse, de couleur presque noire, brillante vue en masse ; sur couche très mince entre deux lames de verre, jaune, mais rouge quand la couche est plus épaisse comme celle qu'elle laisse sur les parois du flacon quand on l'agite. Cette couche est très transparente, sans trace de cristallisation d'aucune sorte.

Odeur forte, franche, empyreumatique, rappelant à la fois le goudron végétal et la viande fumée. Les pharmacopées Fenn., Russ., Norv. et Suec. disent qu'elle doit copées Penn., Russ., Norv. et Suec. disent qu'elle doit sentir l'odeur de genièvre en même temps que celle de goudron. Il est certain qu'il faut un odorat doué d'une certaine faculté d'analyse pour démêler dans l'huile de Cade l'odeur de genièvre, et c'est avec raison que les autres pharmacopées n'ont pas insisté sur ce caractère.

Mais il est vrai que la véritable huile de Cade a quelque chose de plus aromatique que le goudron.

L'huile de Cade surnage l'eau. Celle que nous avons employée a pour densité 0.994 vers 16°5. Un échantillon d'origine de la Pharmacie Centrale a donné à M. Florence un chiffre plus élevé, 0,9995 vers 18 degrés. Agitée avec de l'eau, elle donne une solution à peine colorée en jaune, elle s'y dissout à peine.

Le produit que nous avons employé est entièrement soluble dans l'alcool fort, dans l'éther, le chloroforme, le sulfure de carbone. Il n'est pas miscible à la glycérine qui se colore toutefois un peu. L'eau agitée avec 1/10 d'huile et filtrée précipitée par l'eau bromée, mais non par le réactif de Tanret, ni par le réactif acéto-picrique.

Par le réactif de Florence, on obtient un trouble intense, rouge brun, se séparant non en cristaux, mais en un liquide huileux.

Cette eau est légèrement acide au tournesol, mais ne fait pas dégager de bulles avec le bicarbonate de soude.

Elle donne par le perchlorure de fer très étendu une

coloration brun rosé (sans spectres de bandes), par le perchlorure de fer concentré une coloration noir olivâtre.

Le goudron de conifères se distingue aisément à l'odeur et à la présence de cristaux microscopiques (pyrocatéchine) qui lui donnent un aspect grenu. Son odeur rappelle davantage la térébenthine et la créosote, celle-ci surtout, quand il s'agit de goudron de hêtre. Sa saveur est amère, caustique ; sa densité s'élève jusqu'à 1,060 (pharm. Belge). Si on l'agite avec de l'eau, le dissolvant se colore faiblement, devient nettement acide et se colore en vert par les sels ferreux, en brun verdâtre par les sels ferriques.

HISTORIQUE. — L'huile de Cade est très anciennement connue. Pline le jeune a consacré plusieurs chapitrès aux genevriers et aux propriétés bienfaisantes de ses fruits :

« Toutefois, je ne craindrois point d'en frotter la teste aux tigneux et pouilleux pour faire mourir la vermine. » (Traduction lyonnaise.)

Plus loin : « La graine de genièvre est fort bonne à l'estomac, à la poitrine et au mal de costés. Appliquée en dehors, elle répercute toutes humeurs. » (Traduction lyonnaise.)

C'est encore de l'huile de Cade qu'il veut parler dans ce passage :

« Elle guérit les dartres et feux volages et elle sert aux fentes et crevasses du fondement et des pieds. »

Plus tard, Dioscoride en parle en termes très précis comme d'une substance couramment employée, surtout contre certaines affections cutanées des animaux.

Galien aurait fait allusion à l'huile essentielle obtenue par la distillation des bois du genevrier.

Il faut arriver au XVIe siècle pour en retrouver une description précise.

Rondelet décrit son mode de préparation et la recommande contre les maladies des hommes et des animaux; mais son emploi n'était pas généralisé et n'était guère adopté que dans les régions où le bois poussait en abondance.

Plus tard, Garidel en parle comme d'une substance qui guérit la gâle des brebis, tue les vers qui éclosent sur les ulcères. Elle est aussi susceptible de guérir les dartres, la gâle, les ulcères (1).

Dans la première partie du XIXe siècle, on ne parle presque plus de l'huile de Cade. Cette substance semble tombée en désuétude et le *Dictionnaire des sciences médicales* en parle comme d'une substance ne servant plus que dans la médecine vétérinaire.

Bien plus, le *Codex* de 1828 ne mentionne même pas l'huile de Cade.

Ainsi, dans cette première période, période de purs tâtonnements, l'huile de Cade est à l'état de remède populaire dans les pays où croît le genevrier ; c'est à peine s'il s'élève de temps à autre un homme pour montrer ses propriétés bienfaisantes.

Il faut arriver à la deuxième moitié du XIXe siècle pour que l'attention se fixe sur ce produit. Les écrits paraissent, les expériences se multiplient.

Serre a beaucoup fait pour le tirer de l'obscurité où il était tombé. Il proclame son efficacité dans un certain

(1) Article CADE, *Dictionnaire Dechambre.*

nombre de cas bien déterminés : gâle, affection eczémateuse et lichenoïdes.

Après lui, Devergie, médecin de l'hôpital Saint-Louis, l'expérimente avec succès dans l'eczéma et l'étendit ensuite à toutes les affections cutanées.

A partir de ce jour, l'huile de Cade jouit d'un renom justifié, il est vrai, mais un peu irréfléchi. On l'emploie dans nombre d'affections pour lesquelles on fut plus tard obligé de l'abandonner. Aussi une réaction ne tarde-t-elle point à se faire. Les ouvrages classiques en font à peine mention. La dernière édition de Pflückiger et Hamburez n'en parle même pas. Un autre ouvrage, que possèdent tous les étudiants allemands, en consacre à peine une ligne, encore est-elle sujette à caution. Aussi, actuellement, on est plutôt tenté de laisser de côté ce médicament à cause des difficultés qu'on a à l'employer dans la clientèle civile. C'est surtout à l'hôpital qu'on en fait usage et avec un succès qui explique pourquoi nombre d'auteurs ont cherché à lui restituer sa place en atténuant ses inconvénients.

ACTION PHYSIOLOGIQUE. — En contact avec la peau saine, sur les muqueuses non enflammées, l'huile de Cade ne produit aucune modification apparente. Sur les téguments dépouillés d'épiderme, sur les parties enflammées ou ulcérées, elle détermine une petite sensation de cuisson passagère.

Elle possède une autre propriété : longtemps continuée en frictions ou applications locales, elle détermine l'apparition d'une éruption papulo-pustuleuse spéciale que Bazin a appelée *sycosis cadique*. Prise à l'intérieur, elle produit une sensation de chaleur à la gorge et à l'estomac.

ACTION THÉRAPEUTIQUE. — Il serait trop long d'énumérer toutes les affections dans lesquelles l'huile de Cade a été employée.

I. *Huile de Cade topique modificateur.* — Comme topique, elle s'adresse à une quantité fort nombreuse d'affections très différentes de nature, de forme et de modalité pathogénique.

Quel est le sens précis de la modification qu'elle imprime à la peau malade ?

Voici comment s'exprimait M. Bazin à son sujet :

« L'huile de Cade trouve rarement son emploi contre « les éruptions artificielles proprement dites qui guérissent ordinairement par la simple soustraction de la « cause. Elle n'a d'action que contre les affections de « causes internes. Modifier l'état local, en d'autres termes le symptôme, l'effet, telle est l'indication qu'elle « est appelée à remplir. Pour arriver à une guérison « solide et durable, il faut, par des moyens plus puissants, agir sur l'économie tout entière et, par elle, sur « la maladie, source et principe de toutes les manifestations. De là la nécessité d'un traitement général si- « multané. »

L'huile de Cade n'intervient donc dans le traitement des affections de cause interne que comme un simple adjuvant.

II. *Comme parasiticide.* — L'huile de Cade a été employée de tout temps contre gale, poux, etc.

On voit qu'il est peu d'affections cutanées qui ne soient justiciables de l'emploi de l'huile de Cade. Pour ce qui concerne l'affection que nous étudions, voici dans quels cas elle doit être administrée. Il est bien entendu qu'il s'agit ici seulement des vrais névrodermites indemnes de toutes complications.

Lorsque les malades se présentent porteurs de lésions irritées, enflammées, suintantes, croûteuses, lorsque la névrodermite s'est infectée, ecthymatisée ou eczématisée, d'autres médications doivent être appliquées (cataplasmes, lavages, etc.), sur lesquelles nous n'avons pas à insister. La complication traitée, l'irritation disparue, on pourra alors essayer le traitement de la névrodermite proprement dite. Nous élaguons également les lichenifications chroniques, circonscrites ou plus ou moins diffuses consécutives à certains prurigos et surtout aux eczémas, non que ces complications ne peuvent se trouver bien de l'huile de Cade, mais pour l'instant nous nous en tenons systématiquement à la névrodermite.

COMMENT ADMINISTRER CE MÉDICAMENT

Hardy, dans le cas de lichen circonscrit ancien, conseillait de toucher les parties malades avec le mélange suivant :

Huile de Cade . . . . Huile d'amandes douces ou vaseline	$\overline{aa}$

« Si l'on veut calmer le prurit, dit Bazin, on devra mettre en usage de l'huile de Cade pure ou mitigée avec l'huile d'amandes douces. »

Devergie recommande d'appliquer l'huile de Cade à petites doses. Voici les formules qu'il employait :

a)	Huile de Cade	1
	Axonge	49
b)	Huile de Cade	1
	Axonge	29

M. Vidal se servait de la formule :

Huile de Cade	$\overline{\text{aa}}$ 5 à 20 gr.
Glycérolé d'amidon	

On a essayé de modifier ces formules en y ajoutant des substances qui auraient pour but d'obvier aux deux grands reproches qu'on a formulés contre l'huile de Cade, je veux parler de l'odeur et de la propriété qu'il possède de tacher le linge et les pièces de literie.

Sa mauvaise odeur est bien connue de tous ceux qui ont employé ce produit. Il suffit d'ouvrir un instant un flacon d'huile de Cade pour que l'odeur pénétrante de ce médicament se répande dans tout l'appartement. Aussi, son emploi devient à peu près impossible dans la vie civile.

On a essayé de remédier à cet inconvénient en ajoutant à l'huile de Cade des parfums ou essences. C'est dans cet ordre d'idées qu'on a ajouté aux formules précédentes soit de l'essence de canelle, de girofle, de moutarde, de verveine, etc. Souvent, en voulant éviter un mal, on tombe dans un pire et, pour le cas qui nous concerne, l'addition d'un parfum à l'huile de Cade est souvent moins tolérable que l'odeur du produit primitif.

Un autre inconvénient de l'huile de Cade résulte de ce qu'il tache le linge et les pièces de literie. Voici, du reste, l'opinion de M. le professeur Fournier, en parlant du traitement du psoriasis par l'huile de Cade : « Il faut que le malade soit baigné, macéré dans l'huile. Ce traitement est très assujetissant, pendant plus ou moins longtemps il séquestre le malade et le condamne à un état sordide véritablement dégoûtant ; cette macération est insupportable partout ailleurs qu'à l'hôpital. »

M. le Dr Henri Fournier avait indiqué, en 1895, la formule suivante en réponse au reproche formulé plus haut :

Huile de Cade . . .	10	grammes.
Collodion ordinaire .	20	—

Cette préparation était trop irritante pour la peau.

Dans une communication faite à la Société de dermatologie, 12 novembre 1896, M. le Dr Gaucher présente un collodion qui aurait le double avantage de ne pas tacher le linge et d'enlever à l'huile de Cade sa mauvaise odeur. Voici la formule qu'il préconise :

Collodion à l'acétone	2
Huile de Cade	15

Le mélange est appliqué en badigeonnage avec un pinceau d'ouate hydrophile. Ce collodion à l'huile de Cade a été essayé dans le lichen chronique, qui a été heureusement modifié par son emploi (1).

(1) Thèse de Ramond, Paris, 1897.

Voici une autre formule qui jouirait du même avantage :

Axonge	30 grammes.
Goudron	
Huile de Cade	2 à 4 gr.
Carbonate sodique. . . .	

La tendance actuelle est de donner l'huile de Cade à doses beaucoup plus fortes. Ce médicament s'incorpore suffisamment à la vaseline, à l'axonge ou au cérat de Galien pour qu'on puisse l'ordonner sous la forme suivante :

Huile de Cade	10
Vaseline ou axonge benzoïnée, lanoline	$\overline{aa}$ 10 ou 15, 20, suivant les cas.

Ainsi formulée, cette pommade peut être trop consistante ou trop fluide, suivant les saisons, ou les vaselines. De tous ces corps, la lanoline est celui qui semble constituer le meilleur mélange. Si on veut solidifier la préparation et lui permettre de rester plus longtemps en présence de la lésion, on peut lui ajouter une quantité plus ou moins grande de beurre de cacao, et formuler ainsi :

Huile de Cade. . . . . . Beurre de cacao. . . . . Lanoline	$\overline{aa}$ 10 gr.

Si au contraire la médication réclame un peu plus de fluidité, on pourra formuler :

Huile de Cade.	10 grammes.
Beurre de cacao	aa 15 ou 10 gr.
Axonge benzoïne	suivant les cas.
Glycérine	Q. S. pour
Savon noir	huile de Cade

On peut utiliser dans les mêmes formules quelques succédanés de l'huile de Cade et formuler ainsi :

Huile de Cade	aa 5 gr.
Coaltar saponné . . .	
Ichtyol.	1 gr.
Beurre de cacao . . .	aa 10 gr.
Axonge benzoïné . . .	
Glycérine.	Q. S.
Essence de verveine . .	Q. S.

Enfin, il n'est nullement défendu d'incorporer dans les précédentes d'autres substances préconisées contre le lichen. Nous ajouterons même qu'il est de toute nécessité de pouvoir varier ses formules, ne fût-ce que pour obéir au désir du malade, pour lui permettre de pouvoir suivre jusqu'au bout la thérapeutique. On a, dès lors, le choix dans diverses formules dont nous donnons l'exemple et qu'on pourra modifier à volonté :

Coaltar saponiné . . .	aa 5 gr.
Huile de Cade	
Acide salicylique . . .	1 gr.
Oxyde jaune de mercure.	aa 0 gr. 50
Acide chrysophanique .	
Lanoline	aa 10 gr.
Beurre de cacao . . .	
Glycérine.	Q. S.
Essence de verveine . .	QQ. gouttes.

Il est essentiel, pour la réussite du traitement, que l'huile de Cade soit employée à dose assez forte et surtout d'une façon vigoureuse et rigoureuse. En ceci, nous nous trouvons en contradiction avec les conseils de M. Brocq : « Il faut toujours se défier des préparations qui irritent, dit-il, le programme à remplir est de calmer le prurit et d'empêcher les traumatismes, nullement d'exercer une action substitutive. »

Nous croyons, au contraire, que, si l'huile de Cade n'a pas encore donné, entre les mains des praticiens, les résultats qu'on est en droit d'attendre d'elle, c'est parce qu'elle a été employée d'une façon trop timide et qu'on n'a pas prolongé suffisamment son emploi.

Elle doit être donnée au moins à la dose de 10/20, plutôt plus que moins.

La friction doit être quotidienne, tous les soirs, par exemple, vigoureuse, peu longue, cinq minutes environ, et le malade doit la garder pendant la nuit, dût-il, pour cela, porter quelques bandes de flanelle ou un caleçon de bain. Le lendemain matin, vigoureux nettoyage à l'eau chaude, ou mieux un savonnage avec un savon au goudron, au panama, au naphtol, appropriera complètement. Dans la journée, on n'appliquera ni topique ni emplâtre. Nous n'avons jamais vu de malade bien frictionné la veille au soir se plaindre de prurit dans la journée qui suivait. Ce n'est pas à dire que cette irritation soit impossible. Nous avons vu certaines poussées boutonneuses survenir, certaines régions se congestionner douloureusement. Trois jours de suspension de traitement avec pommade calmante à l'oxyde de zinc ramenèrent les choses au point. Au besoin, quelques pansements humides, mais pas irritants, ni alcool, ni sublimé, ni acide phénique, ni de savons trop grossiers.

Dans ces conditions, le traitement interne doit-il être laissé de côté ?

Certainement non, malgré les résultats plus que douteux généralement obtenus.

Mais que choisir dans la liste des médicaments internes, plus variée encore que celle des topiques ?

Nous avons d'abord les calmants : valériane, jusquiame, bromure, et, dans un autre ordre d'idées, l'antipyrine, la morphine, la belladone. Tout ceci ne peut être que palliatif ou même mauvais. Nous avons également l'arsenic, éternelle panacée des dermatoses dont l'action nous paraît aussi illusoire dans celle-ci que dans les autres. Nous avons enfin les remèdes à action mystérieuse, depuis le geselmum jusqu'au guaco, en passant par le drosera et le cannabis indica.

La question nous paraît plus simple. Il est indéniable que les malades porteurs de névrodermite sont souvent des arthritiques, des goutteux et bien plus souvent encore des nerveux. Que l'on donne donc aux uns et aux autres le traitement hygiénique, thérapeutique, alimentaire, hydrothérapique qui leur convient. Qu'on leur trace la ligne de conduite que leur impose leur diathèse ou leur manière d'être. Qu'on les mette en garde contre les excès, quels qu'ils soient, et le rôle du médecin sera en grande partie rempli.

Nous n'avons pas à entrer dans les détails de ces prescriptions, variables avec chaque cas. Nous insistons seulement sur ce fait de l'utilité du régime modéré, chez quelque malade que ce soit.

Dans quelques cas où la recherche la plus attentive n'avait pu nous mettre sur la piste d'une diathèse avérée, les malades se sont fort bien trouvés des recommandations suivantes : suppression à peu près absolue de la viande et douche froide ou semi-froide tous les matins, le tout combiné, suivant les cas, à quelques cures hydrothérapiques.

Quant aux résultats obtenus, ils ont été des plus satisfaisants. Dans la première observation que nous publions, le malade a été guéri dans un laps de temps entre deux et quatre mois, par l'emploi de la pommade à la vaseline dans les proportions fortes, c'est-à-dire 10/10.

Dans la seconde observation, le malade s'est fort bien contenté de doses moindres 10/20. L'amélioration s'est produite immédiatement, et la guérison a été obtenue au bout de deux mois.

Dans un autre cas, III, c'est sous une autre forme que l'huile de Cade a été employée, toujours en pommade, mais incorporée avec d'autres éléments, et la guérison encore ne s'est pas fait attendre.

Nous voyons à l'observation IV que la guérison s'obtient dans les mêmes conditions, mais le traitement est cessé trop rapidement et il survient une rechute.

Et il en est ainsi des autres cas, amélioration de tous les symptômes et guérison dans un temps variant de deux à cinq mois.

En résumé, étant donnés les résultats obtenus en si peu de temps sur de vieux lichens, nous avons simplement voulu dire une fois de plus que nous possédions en l'huile de Cade un médicament excellent contre les symptômes prurigineux et qui pouvait même guérir complètement. Sans vouloir affirmer quelque action spécifique que ce soit, nous disons qu'il est supérieur aux autres topiques conseillés dans cette affection si tenace et qu'il mérite une place à part comme antiprurigineux et antilichenifiant.

Observation 1

(Due à l'obligeance de M. le Dr Carle.)

Nombreuses plaques de névrodermite d'âges différents, à la nuque, aux deux cuisses et aux poignets. — Prurit. — Traitement à l'huile de Cade. — Guérison après un mois et demi de traitement.

B..., Edmond, âgé de dix-huit ans, entre, le 12 mai 1902, à la salle Saint-Camille.

Son affection actuelle a débuté, il y a huit ans, par deux plaques de névrodermite circonscrite situées à la nuque et à la face. Cette dernière disparut peu à peu, laissant à sa place une surface rugueuse, plissée et tannée, pour ainsi dire.

Le malade voit plusieurs médecins pendant cinq à six ans, et différentes pommades lui sont ordonnées, n'amenant aucune amélioration dans son état.

Au début de l'année 1902, de nouvelles plaques apparaissent sur la face interne des cuisses et vont en s'agrandissant régulièrement. Le prurit est intense.

A son entrée, voici ce que l'on constate. La nuque est à peine modifiée, les deux cuisses sont très prurigineuses. En outre, depuis un mois environ, de nouvelles petites plaques de névrodermite circonscrite sont venues faire leur apparition sur l'avant-bras, au niveau du poignet, et caractérisées par de petites papules du volume d'une petite tête d'épingle, arrondies, ou plutôt aplaties, lisses, brillantes lorsqu'on fait varier les incidences de la lumière.

On institue de suite le traitement à l'huile de Cade sous la forme suivante:

Huile de Cade	10
Vaseline	30

Le malade est frictionné pendant un mois à l'aide de cette pommade. Le prurit est amélioré, mais les plaques ne subissent aucune amélioration.

On modifie les doses :

Huile de Cade	10
Vaseline	10

Les plaques sont modifiées heureusement et disparaissent progressivement. Le malade peut s'en aller un mois et demi après ce traitement, ne présentant plus qu'une macule ridée au niveau des cuisses.

Observation II

(Due à l'obligeance de M. le Dr Carle.)

Lichen chronique simplex de la face interne des cuisses, datant de dix ans. — Prurit violent. — Traitement par l'huile de Cade. — Disparition du prurit et des phénomènes objectifs en trois mois. — Guérison complète.

E..., rue Mazenod, à Lyon, se présente à la visite de M. le Dr Carle, en janvier 1902, pour une plaque de lichen chronique simple circonscrit, située à la face interne de la cuisse droite.

L'affection remonte à l'année 1892. Pendant les six premières années, la lésion subit des alternatives de mieux et de plus mal, avec amélioration assez marquée en hiver et rechute en été.

Depuis quatre ans environ, ces alternatives ont disparu et les symptômes persistent sans modification. Le prurit, autrefois supportable, devient incessant et intenable depuis deux ans.

E... a essayé de multiples médicaments, entre autres diverses pommades antidartreuses dont il ne connaît pas la composition. Il a ensuite employé des lotions au chlorate de potasse, mais ni les uns ni les autres ne donnent de résultat appréciable.

M. le Dr Carle essaye d'abord des pommades à l'acide salycilique, à l'acide tartrique, mais les symptômes ne s'amendent pas.

L'huile de Cade est alors prescrite sous la forme suivante :

Huile de Cade	10
Vaseline	20

Au bout de quatre ou cinq frictions, le prurit, qui ne laissait pas un moment de tranquillité au malade, devient supportable et ne tarde pas à disparaître. Les phénomènes objectifs s'amendent dans les deux mois qui suivent. La guérison est complète en mars de la même année.

Observation III

(Fournie par M. le Dr Carle.)

Plaque de névrodermite chronique circonscrite de la fesse droite. — Prurit. — Traitement par l'huile de Cade. — Guérison complète trois mois après.

M. X..., fonctionnaire à Lyon.

L'affection a débuté au mois de novembre 1902. Le malade s'aperçoit, vers cette époque, d'un point prurigineux situé au sommet de la fesse droite. Il l'attribue à une écorchure qu'il s'était faite, dit-il, dans un water-closet où il s'était assis. Il n'y attache aucune importance.

Le point prurigineux croît et, y portant la main, M. X... constate une rugosité marquée de la région, appréciable à la main. Peu à peu, cette région rugueuse s'étend, les téguments s'indurent et le prurit, jusque-là supportable, devient des plus violents.

En janvier 1903, cette zone rugueuse a le diamètre double d'une pièce de 5 francs. Diverses pommades, oxyde de zinc, oxyde de mercure, ne font qu'irriter la lésion l'eczématisent.

Le malade est vu le 6 mars par M. le Dr Carle, qui ordonne d'abord quelques lotions calmantes pour faire disparaître l'eczématisation, puis commence le traitement suivant ; frictions tous les soirs avec :

Huile de Cade	aa 10 grammes.
Beurre de cacao	
Axonge benzoïnée	
Oxyde jaune de mercure . . .	0 gr. 10.

Le prurit disparaît assez rapidement. Quant à la plaque de névrodermite, elle ne tarde pas à s'affaisser et la guérison a lieu en juin.

Observation IV

(Fournie par M. le Dr Carle.)

Nombreuses plaques de névrodermite chronique circonscrite aux bras, avant-bras, épaules, thorax, abdomen.— Prurit empêchant tout sommeil.— Moral déprimé. — Etat général mauvais. — Traitement par l'huile de Cade.

Bollet-François de X...

L'affection remonte à mars 1898 et a débuté par une plaque papuleuse rouge sur les deux coudes, puis sur les bras et avant-bras, accompagnée d'un prurit intense, mais supportable. Le malade, du reste, décrit très bien les phénomènes qu'il a observés. Des boutons rouges bien séparés, jamais suppurants, apparaissaient par poussées très prurigineuses, puis se séchaient; se croutellisaient, semblaient disparatre, enfin revenaient.

Au mois de juin 1902, formidable poussée, avec extension rapide en trois semaines et envahissement des épaules, du thorax, de l'abdomen, cuisse, jambe. Il existe une véritable nappe papuleuse avec papules petites, polygonales très confluentes sur les membres, moins accentuées au niveau du thorax. Le grattage énergique a amené de l'eczématisation par endroits.

En même temps, prurit intense. « Depuis six mois, dit le malade, je n'ai pas passé une nuit tranquille et pas dormi deux heures de suite depuis deux mois. » La conséquence de cet état est que Bollet a perdu 14 kilogrammes dans l'espace de neuf mois. Son moral est attaqué, il ne veut plus voir de médecin, il se croit incurable, il ne travaille plus à son bureau.

Le malade est vu en mai 1903. Le traitement à l'huile de Cade est prescrit. Après les premières frictions, le sommeil revint, le prurit diminua et les lésions très étendues disparurent. La guérison fut obtenue au bout de trois mois.

Bollet a repris son travail et a regagné les 14 kilogrammes qu'il avait perdus.

Observation V

(Fournie par M. le Dr Carle.)

Névrodermite circonscrite de la face interne des deux cuisses. — Prurit violent. — Amélioré immédiatement par l'emploi de l'huile de Cade.— Guérison au bout de deux mois. — Rechute trois mois et demi après.

Sœur X..., de l'hospice de la Charité. La maladie actuelle remonte à l'année 1899. Elle a débuté progressivement au niveau de la partie interne des deux cuisses par deux petites plaques. La série des phénomènes observés fut la suivante :

Picotement et rougeur, papules et démangeaison, plaque quadrillée centrale, papules disséminées à la périphérie constatée en janvier 1900 et s'étendant jusqu'aux plis génito-cruraux.

Le prurit est devenu intolérable. Depuis deux ans, la malade n'a pas eu un moment de tranquillité. L'état général s'en est ressenti ; aussi la malade a-t-elle beaucoup maigri et a perdu complètement l'appétit.

Divers traitements furent essayés par les médecins de la Charité : pommade à oxyde de zinc, à l'acide salicylique, à la cocaïne, poudres diverses. Aucun ne réussit.

La malade vient consulter M. le Dr Carle, qui lui prescrit le traitement à l'huile de Cade, qu'elle expérimente aussitôt. Le soir même, elle passe une nuit tranquille, « chose qui ne lui était pas arrivée, dit-elle, depuis des mois ».

Au bout de quinze jours de l'emploi de ce médicament, le prurit cesse, les papules s'affaissent.

Un mois après, il ne reste qu'une légère zone érythémateuse. Le malade interrompt son traitement trop tôt. Rechute trois mois et demi après.

Observation VI

(Fournie par M. le Dr Carle.)

Lichen chronique simplex au niveau de la hanche droite. — Prurit violent. — Guérison du prurit en huit jours, de la lésion en deux mois.

G.-M... Elisabeth, âgée de trente-neuf ans, entrée le 21 avril 1902, salle Sainte-Agnès, n° 16. L'affection a débuté il y a sept ans par de petites papules sèches, peu nombreuses, mais disposées en circius sur la hanche droite ; ces papules augmentèrent en nombre et en surface jusqu'à la largeur d'une assiette.

La malade s'est plaint d'un prurit intense dès le début.

Actuellement, il y a un placard constitué par une série de papules sèches, brunes, très confluentes à la partie centrale, de plus en plus disséminées à la périphérie dont la limite est cependant régulièrement marquée. Le prurit est toujours très violent.

On commence le traitement par les pommades ordinaires au naphtol, à l'oxyde de zinc, à l'acide tartrique. Ce traitement ne donne aucune amélioration.

On a recourt à l'huile de Cade.

Huile de Cade	10
Vaseline	20

Le prurit est guéri en huit jours, la lésion s'améliore et la guérison est obtenue en deux mois. La malade sort de l'hôpital le 31 mai. Elle est revue deux mois après en parfaite santé.

Observation VII

(Fournie par M. le Dr Carle.)

Lichen chronique simple de la face.

M. B..., de Villefranche, seize ans, se présente avec une éruption lichénoïde de la face. Cette affection a débuté au mois de mai 1901 par une éruption de petites papules, couvrant petit à petit les joues dans la région préauriculaire, le front et la partie supérieure du nez. Les papules, disséminées par endroits, confluentes en d'autres, n'ont pas subi de modifications jusqu'au mois de septembre 1902, époque où M. B... est vue par M. le Dr Carle.

Elle a suivi plusieurs traitements longtemps auparavant. On lui avait prescrit de la liqueur de Fowler, de l'huile de foie de morue, des douches, etc.

Diverses pommades avaient été essayées sans succès : pommades à l'oxyde de zinc et dernièrement à l'ichtyol.

M. le Dr Carle la soumet au traitement par l'huile de Cade :

Huile de Cade	10
Vaseline	20

Après trois semaines de cette thérapeutique, on constate une amélioration considérable.

La guérison est complète aujourd'hui.

Observation VIII

(Fournie par M. le Dr Carle.)

Marie M..., âgée de cinquante-quatre ans, demeurant à Lyon, rue Franklin, présente une névrodermite circonscrite qui a débuté dans les circonstances suivantes :

Au mois de novembre 1901, la malade étant porteur d'un kyste volumineux et diagnostiqué, fit une chute du haut d'une échelle. Rupture du kyste consécutive à ce traumatisme ; de plus, apparition de phénomènes douloureux dans le ventre.

Ces derniers symptômes s'amendèrent progressivement et la malade constate ceci : la peau des épaules, de la région lombaire, des bras est devenue dure, sèche et rugueuse, sillonnée de plis nombreux et parsemée de petits boutons peu surélevés.

Au mois de juillet 1902, lorsque la malade est vue, l'affection est ainsi constituée par une série de papules confluentes, planes, lisses, brillantes, reposant sur un érythème étendu et persistant, donnant une apparence rouge à tout le revêtement épidermique. Il existe en outre un prurit très marqué qui rend impossible le repos.

Amaigrissement considérable depuis trois mois.

Etat moral déplorable.

Etat général mauvais.

La malade a déjà suivi un traitement : liqueur de Fowler, bicarbonate de soude, bains de toutes sortes.

On ordonne un traitement mixte :

Bromure.

Alimentation végétarienne.

Frictions tous les soirs avec la pommade suivante :

Coaltar saponiné.	5 gr.
Huile de Cade.	10 gr.
Beurre de cacao.	āā 12 gr.
Vaseline.	

Le prurit s'amende, les lésions de la peau, après être passées par différentes phases, disparaissent et la guérison est obtenue à la fin du quatrième mois.

CONCLUSIONS

I. L'affection du genre lichen, aujourd'hui individualisée par les travaux de Brocq sous le nom de névrodermite circonscrite ou diffuse, est surtout pénible par l'intensité du prurit et la ténacité des lésions cutanées qui l'accompagnent.

II. Contre ces symptômes, une foule de médicaments sont ordonnés et leur nombre est la preuve de leur impuissance ordinaire.

III. Il nous semble que l'huile de Cade mérite une mention spéciale dans ce nombre. Bien ordonnée, bien appliquée, l'huile de Cade jouit d'une véritable spécificité dans le sens le plus large du mot contre les symptômes prurigineux et les lésions lichenoïdes des névrodermites. Les succès obtenus dans quelques cas très anciens où toute autre médication fut impuissante, nous autorisent à affirmer sa supériorité sur les autres médicaments.

BIBLIOGRAPHIE

RAYER, Traité théorique et pratique des maladies de la peau, 1835.

CAZENAVE, Abrégé pratique des maladies de la peau.

DEVERGIE, Traité pratique des maladies de la peau.

HARDY, Traité pratique et descriptif des maladies de la peau.

HEBRA, Traité des maladies de la peau (traduit par A. Doyon).

BROCQ, Annales de dermatologie, 1891.

— Annales de dermatologie, 1896.

TABART, thèse de Paris, 1893.

DECHAMBRE, Dictionnaire des sciences médicales, article *Cade* (Bazin).

DUJARDIN-BEAUMET, Dictionnaire de thérapeutique, article *Cadc.*

RAMOND, thèse de Paris, 1897.

PLINE LE JEUNE, Traduction lyonnaise de A. du Pinet.

BAZIN, Traité des maladies de la peau.

— Dictionnaire encyclopédique des sciences médicales, article *Lichen.*

BROCQ et JACQUET, Traité de dermatologie pratique, t. III, *Lichen.*

TABLE

Lyon. — Imp. A. Rey, 4, rue Gentil. — 33565

295